**Raisa Duque**

**Hüftfrakturen verursachen Komplikationen bei Frauen über 65 Jahren**

Raisa Duque

# Hüftfrakturen verursachen Komplikationen bei Frauen über 65 Jahren

## Hüftfraktur - Komorbidität

ScienciaScripts

**Imprint**

Any brand names and product names mentioned in this book are subject to trademark, brand or patent protection and are trademarks or registered trademarks of their respective holders. The use of brand names, product names, common names, trade names, product descriptions etc. even without a particular marking in this work is in no way to be construed to mean that such names may be regarded as unrestricted in respect of trademark and brand protection legislation and could thus be used by anyone.

Cover image: www.ingimage.com

This book is a translation from the original published under ISBN 978-620-0-01772-7.

Publisher:
Sciencia Scripts
is a trademark of
Dodo Books Indian Ocean Ltd. and OmniScriptum S.R.L publishing group

120 High Road, East Finchley, London, N2 9ED, United Kingdom
Str. Armeneasca 28/1, office 1, Chisinau MD-2012, Republic of Moldova, Europe
Printed at: see last page
**ISBN: 978-620-7-38602-4**

# HÜFTFRAKTUREN VERURSACHEN KOMPLIKATIONEN BEI

## FRAUEN ÜBER 65 JAHRE ALT

## RAISA GEANINE DUQUE UZCA

# DEDICATION

Dem Schöpfer aller Dinge, der mir die Kraft gegeben hat, weiterzumachen, als ich am Rande des Abgrunds stand, widme ich meine Arbeit mit aller Demut, die aus meinem Herzen kommen kann, vor allem Gott.

Meinen Eltern, die mich während meines gesamten Studiums bedingungslos unterstützt haben und mich auf diesem beschwerlichen Weg begleitet haben, um meine Karriere zu beenden.

Meinem geliebten Ehemann, der mich während meiner gesamten beruflichen Laufbahn angetrieben hat und einer der Hauptpfeiler für die Vollendung derselben war, der mit seiner ständigen Unterstützung und bedingungslosen Liebe immer mein Freund und untrennbarer Begleiter war.

Meiner kostbaren Tochter Valentina, für die kein Opfer genug ist, deren Licht mein Leben erhellt und meinen Weg klarer gemacht hat.

# DANKESCHÖN

Vor allem Gott dafür, dass er mir erlaubt hat, ein weiteres Ziel in meinem Lebensprojekt zu erreichen.

An meine Familie, die meine größte Stütze ist.

Der Staatlichen Universität von Guayaquil für die Unterstützung meiner Berufsausbildung.

Dr. Hugo Behr, dem Generaldirektor des Hospital Clinica San Francisco, für die Erlaubnis, meine Studie in diesem renommierten Krankenhaus durchzuführen.

Meinem Doktorvater, der mir sein Wissen vermitteln konnte und mich geduldig durch diese Forschungsarbeit geführt hat.

## ZUSAMMENFASSUNG

Das Ziel dieser Studie war es, die Ursachen und Komplikationen von Hüftfrakturen bei weiblichen Patienten über 65 Jahren im Hospital Clinica San Francisco im Zeitraum 2010-2012 mittels statistischer Überprüfung zu analysieren, um die Morbidität und Mortalität zu reduzieren.

Untersuchung der Krankenakten von 120 Patientinnen über 65 Jahren mit der Diagnose Hüftfraktur im Krankenhaus clinica san francisco vom 1. Januar 2010 bis zum 31. Dezember 2012.

Die quantitative, nicht-probabilistische Population bestand aus 120 Patientinnen über 65 Jahren mit Hüftfraktur, die die Einschlusskriterien der Untersuchung erfüllten und behandelt wurden.

In dieser Studie wollen wir die Realität der Frakturen der proximalen femoralen Extremität in unserem Gesundheitsbereich zu zeigen, unter Berücksichtigung der klinischen Erfahrung der Behandlung der gleichen, sowie eine Beobachtung, retrospektive, deskriptive Studie, in der die medizinischen Aufzeichnungen von Patienten in der Notaufnahme des Krankenhauses Clmica San Francisco empfangen wurden genommen und die Daten entsprechend der Variablen untersucht werden im Zeitraum 2010-2012 wurden überprüft.

Kenntnis bestimmter Merkmale im Zusammenhang mit Hüftfrakturen bei Patienten über 65 Jahren, die aus diesem Grund in das Hospital Clmica San Francisco eingewiesen wurden, und Bereitstellung von Orientierungshilfen für die Angehörigen der Patienten anhand der gewonnenen Daten über die Bedeutung der Vorbeugung von proximalen Femurfrakturen bei älteren Menschen.

Wir werden auch untersuchen, wie die Komorbidität, die der Patient zum Zeitpunkt des Auftretens einer proximalen Femurfraktur aufweist, die Prognose und das Überleben nach 12 Monaten verändert.

Ich habe mich für dieses Thema entschieden, weil ich weiß, dass es viel genauere Informationen über die grundlegende Lebensqualität der Patienten und die Veränderungen vor (Baseline) und nach (90 Tage) der Abhängigkeit bei den grundlegenden und instrumentellen Aktivitäten des täglichen Lebens liefern wird.

**SCHLÜSSELWÖRTER:** Ältere Menschen, Lebensqualität, Risikofaktoren.

# EINFÜHRUNG

Der epidemiologische und demografische Wandel in den Industrieländern und in Lateinamerika spiegelt sich in der Zunahme chronisch degenerativer Krankheiten und der Alterung der Bevölkerung wider. Weltweit hat die Weltgesundheitsorganisation (WHO) im Jahr 2012 etwa 6.3 Millionen Patienten mit Frakturen im Jahr 2012, während die Panamerikanische Gesundheitsorganisation (PAHO) im selben Jahr erklärte, dass die ältere erwachsene Bevölkerung ist die häufigste in Bezug auf Frakturen in den unteren Extremitäten in den Oberschenkelkopf und den Oberschenkelkopf;u'd;is und Unfälle sind die Hauptursachen, die ältere Erwachsene zu Frakturen in den unteren Extremitäten aussetzen, da es der Teil des Körpers ist, die die größte Unterstützung Stress im Falle eines Unfalls, ob Verkehr, häusliche oder anderer Natur führt. Etwa 38 % der Frakturen werden durch Krankheiten wie Osteoporose sowie durch Frakturen infolge von Unfällen verursacht, so dass auch mehr als ein Viertel der Betroffenen von diesen Polytraumatismen betroffen ist. In Ecuador wurden etwa 2 200 ältere Patienten gemeldet, die Frakturen erlitten haben und in verschiedenen Gesundheitseinrichtungen in den wichtigsten Provinzen des Landes behandelt wurden.

Diese Untersuchung analysiert die Ursachen und Komplikationen von Hüftfrakturen bei Patientinnen über 65 Jahren im Hospital Clinica San Francisco im Zeitraum 2010-2012.

Daher wird erwartet, dass Informationen über diese Nachfrage Bevölkerung im Krankenhaus zu aktualisieren und Empfehlungen, die dazu dienen, Strategien zu entwickeln, um Komplikationen zu verhindern und zu minimieren die negativen Auswirkungen der Sterblichkeit, durch eine beschreibende, Querschnitt und retrospektive Studie, gehen wir auf die Häufigkeit und den Anteil der Hüftfrakturen in den klinischen Aufzeichnungen der Abteilung Hospital Clinica San Francisco, von weiblichen Patienten über 65 Jahre alt im Zeitraum von 2010-2012 zugelassen zu analysieren.

Zur Bewertung der mit Hüftfrakturen verbundenen Risikofaktoren werden klinisch relevante und bewährte variable Forschungsprozesse eingesetzt. Die Ergebnisse der

Die Studie wird es ermöglichen, die Risikofaktoren zu ermitteln, die den Komplikationen entgegenwirken, wodurch ein besseres Management der Lebensqualität bei dieser Krankheit ermöglicht werden soll.

# HISTORISCHER ÜBERBLICK ÜBER HÜFTFRAKTUREN

In den Klassikern der Medizingeschichte galt die Hüftfraktur bis zum Ende des 19. Jahrhunderts als "unlösbar und schmerzhaft tödlich", und da es sich um einen tödlichen Unfall handelte, wurde lediglich versucht, den Allgemeinzustand der Patienten zu verbessern, um ihnen ihre "letzten" Tage erträglicher zu machen.

Logischerweise ist der Bruch selbst so alt wie der Mensch selbst, wie archäologische Funde von in besserer oder schlechterer Lage verfestigten Brüchen zeigen, und auch dank der Piktogramme und Skulpturen der damaligen Zeit war es möglich, auf die angewandten Behandlungsmethoden zu schließen. Jahrhunderts berichteten Langenbeck und später Nicolaysen im Jahr 1887 über Fortschritte bei der Behandlung mit Osteosynthesen unter Verwendung von Schrauben und Stiften, noch vor dem Aufkommen der Röntgenstrahlen im Jahr 1925. Nachdem biologisch verträgliche Materialien zur Verfügung standen, erschien der trilaminare Stift von Smith Ptersen, der zusammen mit der Entwicklung und Verbesserung der chirurgischen und röntgenologischen Techniken dazu führte, dass die Osteosynthese alle Arten von Behandlungsmethoden für Hüftfrakturen verdrängte.

# Kapitel 1

## DAS PROBLEM

### 1.1 PROBLEMSTELLUNG

Knochenbrüche sind eine Diskontinuität der Knochen, die sich weltweit immer weiter entwickelt haben und ein ernstes Problem für die öffentliche Gesundheit der Menschheit darstellen.

Die Weltgesundheitsorganisation (WHO) meldete für das Jahr 2012 6,3 Millionen Polytraumapatienten, von denen ein Drittel auf die unteren Extremitäten entfiel, gefolgt von der Hüfte, den oberen Extremitäten, dem Kopf und anderen Teilen des Körpers.

Die Hauptursachen für Knochenbrüche sind Verkehrsunfälle, Osteoporose und Stürze oder Unfälle, wobei die höchste Prävalenz bei Erwachsenen über 65 Jahren (38 %) zu verzeichnen ist, die meisten davon aufgrund von Osteoporose oder Stürzen, gefolgt von der kindlichen Bevölkerung mit 26 % und der erwachsenen Bevölkerung unter 65 Jahren, deren Hauptursachen Verkehrsunfälle sind.

Schussverletzungen stellen weltweit ein großes Problem für die öffentliche Gesundheit dar. Nach Angaben der WHO gibt es jährlich schätzungsweise 424.000 tödliche Schnittverletzungen, was sie zur zweithäufigsten Todesursache durch unbeabsichtigte Verletzungen macht. 37,3 Millionen Schnittverletzungen pro Jahr sind zwar nicht tödlich, erfordern aber medizinische Hilfe. Die höchste Morbidität weisen die über 65-Jährigen, junge

Menschen zwischen 15 und 29 Jahren und die unter 15-Jährigen auf.

Die Prävalenz von Stürzen bei älteren Menschen schwankt zwischen 30 und 50 % mit einer jährlichen Inzidenz von 25 bis 35 %. Zehn bis 25 % der Stürze bei älteren Menschen führen zu Frakturen, 5 % erfordern einen Krankenhausaufenthalt.

Das ecuadorianische Gesundheitsministerium verfügt nicht über spezifische Aufzeichnungen über Patienten mit Frakturen, von denen einige mit Heilern, alternativen Methoden sobadores, behandelt werden, schätzungsweise 2.200 ältere erwachsene Patienten mit Frakturen im Jahr 2013.

## 1.2 FORSCHUNGSBEGRÜNDUNG

In dieser Studie wollen wir die Realität der Frakturen der proximalen femoralen Extremität in unserem Gesundheitsbereich zu zeigen, unter Berücksichtigung der klinischen Erfahrung der Behandlung der gleichen, sowie eine Beobachtung, retrospektive, deskriptive Studie, in der die medizinischen Aufzeichnungen von Patienten in der Notaufnahme des Krankenhauses Clmica San Francisco aufgenommen werden und die Daten entsprechend der Variablen untersucht werden im Zeitraum 2010-2012 werden.

Kenntnis bestimmter Merkmale im Zusammenhang mit Hüftfrakturen bei Patienten über 65 Jahren, die aus diesem Grund in das Hospital Clmica San Francisco eingewiesen wurden, und Bereitstellung von Orientierungshilfen für die Angehörigen der Patienten anhand der gewonnenen Daten über die

Bedeutung der Vorbeugung von Frakturen des proximalen Oberschenkels in der älteren Bevölkerung.

In dieser Studie sollen die Einweisungsgründe und die aktuelle Morbiditätsrate von Patienten ermittelt werden, die mit einer Hüftfraktur in die Notaufnahme des Krankenhauses Clmica San Francisco eingeliefert werden. Es wird ein Datenerfassungsbogen in Excel erstellt, in dem die gesammelten Informationen tabellarisch dargestellt werden und statistische Funktionen angewendet werden, um die Ergebnisse zu erhalten. Wir werden auch untersuchen, wie die Komorbidität, die der Patient zum Zeitpunkt der Vorstellung einer proximalen Femurfraktur aufweist, die Prognose und das Überleben nach 12 Monaten verändert.

Diese Studie wird auch Informationen über die grundlegende Lebensqualität der Patienten und die Veränderungen vor (Baseline) und nach der Operation (nach 90 Tagen) in Bezug auf die Abhängigkeit bei grundlegenden und instrumentellen Aktivitäten des täglichen Lebens liefern, insbesondere um eine Analyse zu erstellen, die relevante Informationen für die Behandlung zukünftiger Fälle, die in die Klinik kommen, enthält.

## 1.3 PROBLEMSTELLUNG

Natur: Es handelt sich um eine grundlegende, indirekt beobachtende und beschreibende Studie.

Fachgebiet: Öffentliche Gesundheit.

Bereich: Krankenhaus Clinica San Francisco Notaufnahme

Erscheinungsbild: Hüftfrakturen.

Forschungsthema: Hüftfraktur: Ursachen und Komplikationen bei Frauen über 65 Jahren, Studie durchgeführt am Hospital Clinica San Francisco im Zeitraum 2010-2012.

Standort: Krankenhaus Clmica San Francisco.

## 1.4 PROBLEMFORMULIERUNG

(Wie beeinflussen Risikofaktoren das Vorliegen einer Hüftfraktur bei Frauen über 65 Jahren, die die Notaufnahme des Hospital Clmica San Francisco 2010-2012 aufsuchen?

## 1.5 ZIELE.

### 1.5.1 ALLGEMEINES ZIEL

Analyse der Ursachen und Komplikationen von Hüftfrakturen bei weiblichen Patienten über 65 Jahren im Hospital Clmica San Francisco im Zeitraum 2010-2012 mittels einer statistischen Überprüfung zur Reduzierung der Morbidität und Mortalität.

### 1.5.2 SPEZIFISCHE ZIELE

1. Analyse der fachlichen und wissenschaftlichen Beiträge zur Herangehensweise an das Problem dieser Forschung.

2. Ermittlung der wichtigsten Ursachen für Hüftfrakturen bei weiblichen Patienten über 65 Jahren und Bestimmung der Komplikationen und der Prognose der durchgeführten Eingriffe.

3. Erarbeitung eines Vorschlags, der zur Verringerung der Morbidität und

der Lebensqualität dieser Patienten beitragen soll.

# Kapitel 2

## THEORETISCHER RAHMEN

## ÜBERPRÜFUNG DER HYPOTHESEN

Im Forschungsprozess habe ich zunächst die Hypothese aufgestellt, dass Komplikationen bei Hüftfrakturen mit dem Vorhandensein von Risikofaktoren zusammenhängen.

## 2.1 ZENTRALE HYPOTHESE

Wir werden mit einer Nullhypothese oder einer Alternativhypothese arbeiten, die wie folgt formuliert ist:

Nullhypothese (H0): Komplikationen bei Hüftfrakturen stehen in keinem Zusammenhang mit dem Vorhandensein von Risikofaktoren.

Alternative Hypothese (H1): Komplikationen bei Hüftfrakturen hängen mit dem Vorhandensein von Risikofaktoren zusammen.

**Unabhängige Variable:** Hüftfraktur

**Abhängige Variable:** Ursachen und Komplikationen bei Frauen im Alter von über 65 Jahren.

## 2.2 PROXIMALE OBERSCHENKELFRAKTUREN BEI ÄLTEREN MENSCHEN

### 2.2.1 . ANATOMISCHE BESCHREIBUNG

Das proximale Drittel des Oberschenkelknochens besteht aus einem kugelförmigen Kopf, der über einen etwa 5 cm langen Hals mit dem Trochanter verbunden ist, der wiederum aus zwei knöchernen Vorsprüngen besteht, dem

Trochanter major (außen und oben) und dem Trochanter minor (innen und unten), an denen kräftige Muskelgruppen ansetzen, die für die Beweglichkeit und Stabilität dieses Gelenks verantwortlich sind (Milanito RG. 2008).

Der proximale Oberschenkelknochen ist die distale Komponente des Hüftgelenks oder Coxo-Femoralgelenks. Zusammen mit der Hüftgelenkspfanne des Darmbeins bilden sie ein synoviales Gelenk, das extrem kongruent und in allen Ebenen beweglich ist, eine Enarthrose. Der Winkel, den der Oberschenkelhals mit der Diaphyse bildet, beträgt etwa 130° (+/- 7°) und weist eine Anteversion von 10° (+/-7°) auf, anatomische Parameter, auf die wir uns bei der chirurgischen Reposition von Frakturen stützen (Miyamoto RG. 2008).

Die Hauptblutversorgung des Oberschenkelkopfes erfolgt über die Endäste der posteromedialen Zirkumflexarterie 8,9, die zwei Drittel des Oberschenkelkopfes versorgt. Sie entstammt der Arteria femoralis deepa, die zwischen Psoas und Pectmeus durch die Basis des extrakapsulären Oberschenkelhalses und proximal des Trochanter minor verläuft (Abbildung 2). Die Arterie des runden Bandes und ein Ast der Arteria obturatoria vervollständigen die Bewässerung des Femurkopfes (Miyamoto RG. 2008).

### 2.2.2  RISIKOFAKTOREN

•  **Alter**: Sie treten häufiger bei älteren Menschen auf. Ihre Häufigkeit nimmt nach dem 50. Lebensjahr exponentiell zu (Parker M, Johansen A. Hip Fracture. *BMJ* 2006).

•  **Geschlecht: Die** Häufigkeit von Hüftfrakturen ist bei Frauen höher als bei Männern, und zwar im Verhältnis 3:1. Dies ist auf die Tatsache zurückzuführen, dass Frauen ein breiteres Becken haben, mit einer Tendenz zur Coxa vara (größerer Hebelarm) und einem schmaleren Oberschenkelhals. Sie sind häufiger von Osteoporose betroffen, die zudem früher einsetzt. Sie sind weniger aktiv als Männer im gleichen Alter und haben schließlich eine längere Überlebenszeit. Bei Hüftfrakturen bei jungen Menschen kehrt sich dieses Verhältnis um, da sie bei Männern häufiger auftreten (Parker M, Johansen A. Hip Fracture. *BMJ* 2006).

- **Rasse:** höhere Inzidenz bei Weißen (Parker M, Johansen A. Hip Fracture. *BMJ* 2006).

- **Knochendichte: Die Knochendichte** gilt seit langem als eine der wichtigsten Determinanten des Hüftfrakturrisikos. Einigen Autoren zufolge ist Osteoporose ein bekannter Risikofaktor. Andere haben jedoch gezeigt, dass Osteoporose, von der man annahm, dass sie in der Risikopopulation vorhanden ist, bei diesen Personen nicht häufiger vorkommt als bei ihren altersgleichen Kontrollpersonen (Parker M, Johansen A. Hip Fracture. *BMJ* 2006).

- **Körperbau:** Patienten mit schlankem Körperbau und einem Körpergewicht unterhalb des Bevölkerungsdurchschnitts (Parker M, Johansen A. Hip Fracture. *BMJ* 2006).

- **Unterernährung**

- **Veränderungen der neuromuskulären Funktion:** Eine verringerte Reaktionszeit, die die Möglichkeit von Schutzreaktionen einschränkt, erhöht die Wahrscheinlichkeit, dass ein Sturz eine Hüftfraktur verursacht.

- **Hüftfraktur in einer Extremität:** Dies erhöht das Risiko einer Hüftfraktur in der kontralateralen Extremität. (Parker M, Johansen A. Hüftfraktur. *BMJ* 2006)

- **Körperliche Inaktivität:** wenig körperliche Aktivität.

- **Psychopharmaka: Die** Einnahme von Hypnotika, Anxiolytika oder Antidepressiva erhöht das Sturzrisiko und das Risiko, dass der Sturz eine Fraktur verursacht (Parker M, Johansen A. Hip Fracture. *BMJ* 2006).

### 2.2.3 KLASSIFIZIERUNG VON FRAKTUREN

Hüftfrakturen werden nach verschiedenen Kriterien klassifiziert. Die am häufigsten verwendete ist die anatomische Klassifizierung, die sie nach der Lokalisierung des Bruchmerkmals einteilt. Nach diesem Kriterium werden sie als intrakapsulär oder extrakapsulär eingestuft (Gullberg B, Johnell O, Kanis JA.World-wide projections for hip fracture. Osteoporosis Int 1997)

Intrakapsuläre Frakturen umfassen: - Femurkopffrakturen.

- Unterhauptstädte.

- Transzervikal oder mittelzervikal.

- Grundlegende Informationen

Extrakapsuläre Frakturen werden in zwei Untertypen unterteilt:

- Intertrochanterisch (pertrochanterisch).

- Subtrochanterisch.

Die Unterscheidung zwischen intrakapsulären und extrakapsulären Frakturen ist von prognostischer Bedeutung.

Oberschenkelhalsfrakturen lassen sich anhand der Garden-Klassifikation nach

Schwere und Stabilitätsgrad weiter einteilen:

- Typ I: Valgus-Impingement des Femurkopfes.

- Typ II: Vollständige Fraktur, aber nicht verschoben.

- Typ III: Varusverlagerung des Hüftkopfes.

- Typ IV: Vollständiger Verlust der Kontinuität zwischen beiden

Fragmenten.

Extrakapsuläre intertrochantäre Frakturen können nach der Klassifikation von

Tronzo eingeteilt werden:

- Typ I: Unvollständige Trochanterfraktur.

- Typ II: Fraktur beider Trochanter ohne Zerkleinerung.

- Typ III: Trümmerfraktur mit Ablösung des Trochanter minor; die untere

Spitze des Schenkelhalses befindet sich in der Markhöhle der

Oberschenkeldiaphyse, die hintere Wand ist zertrümmert.

- Typ IV: Trümmerfraktur mit der unteren Spitze des Halses außerhalb

der Diaphyse, medial; größere hintere Zertrümmerung.

- Typ V: Trochanter mit umgekehrter Schrägstellung des Bruchmerkmals,

die Diaphyse ist nach innen verlagert (Umkehrung von Typ I). (Gullberg B,

Johnell O, Kanis JA. World-wide projections for hip fracture. Osteoporosis Int

1997)

### 1.1.4 EPIDEMIOLOGIE

In Spanien gibt es zahlreiche epidemiologische Studien, die die Häufigkeit von

Hüftfrakturen beschreiben. In den meisten Fällen handelt es sich um

retrospektive, lokale Studien, und die Inzidenz liegt zwischen 301 und 897/105

Einwohnern, Werte, die unter denen anderer europäischer Länder oder der USA liegen (Morales-Torres J, 2004).

In den Vereinigten Staaten und Kanada wurden mehrere Studien veröffentlicht, in denen die Möglichkeit eines Alterseffekts, eines Penodo- oder Geburtskohorteneffekts, auf die Entwicklung der Hüftfrakturhäufigkeit vorgeschlagen wurde.

In Lateinamerika lag die rohe jährliche Inzidenz von Hüftfrakturen bei 49,5 pro 100.000 Einwohner (34,8 pro 100.000 Männer und 63,2 pro 100.000 Frauen).

Im Allgemeinen nahmen die Zahl der Hüftfrakturen und ihre Inzidenz bei beiden Geschlechtern mit dem Alter exponentiell zu. Bei den Frauen war der Anstieg jedoch stärker ausgeprägt. Diese Ergebnisse zeigen eine niedrige Inzidenz von Hüftfrakturen in Ecuador und geografische Unterschiede bei den Hüftfrakturraten in Lateinamerika. Aufgrund der alternden Bevölkerung in Ecuador sind diese Informationen für die Gesundheitsbehörden von Interesse, um Präventionsstrategien zu entwickeln und umzusetzen, die darauf abzielen, die Belastung durch Hüftfrakturen in naher Zukunft zu verringern. (Tr;ium;ilologi;i., 2010).

Die vorliegende Forschungsarbeit wird aktuelle Informationen über die Ursachen und Komplikationen von Hüftfrakturen im Hospital Clmica San Francisco liefern.

## 1.1.5 KLINISCHES BILD

Die klinische Präsentation c;ir;iclenslic;i tritt häufig bei älteren Patienten auf;

in der Regel weiblich, mit einem variablen Grad an Demenz und der berichtet,

einen c;u'd;i erlitten zu haben, der auf eine seiner Hüften schlug. Sie klagt in

der Regel über starke Schmerzen in der betroffenen Hüfte und kann nur schwer

oder gar nicht mehr gehen. Bei der körperlichen Untersuchung wird festgestellt,

dass die betroffene Gliedmaße verkürzt ist und sich in Außenrotation befindet.)

Die Patientin zeigt in der Regel lokalisierte Schmerzen in der Hüfte und eine

eingeschränkte Beweglichkeit der betroffenen Gliedmaße.

(Fortune J., J. Paulos, C. Liendo. 1997). 1997. Orthopädie und Traumatologie.

Ediciones Universidad Catolica de Chile, zweite Auflage).

In seltenen Fällen kann ein Patient mit einer Hüftfraktur normal gehen und nur

über vage Schmerzen im Gesäß, den Knien, den Oberschenkeln, der Leiste oder

dem Rücken berichten. Diese Patienten berichten oft nicht über ein Trauma in

der Anamnese, insbesondere wenn sie einen gewissen Grad an kognitiver

Beeinträchtigung haben. Darüber hinaus können diese Patienten zusätzliche

Verletzungen wie Haut- und Kopfhautverletzungen, Verstauchungen usw.

haben, die die Hüftpathologie verdecken und die Aufmerksamkeit des Arztes

ablenken. (Fortune J., J. Paulos, C. Liendo. 1997. Orthopädie und

Traumatologie. Ediciones Universidad Catolica de Chile, zweite Auflage).

## 1.1.6 THERAPEUTISCHER ANSATZ

Heutzutage werden praktisch alle Frakturen des proximalen Oberschenkels

operativ behandelt. Die konservative Behandlung ist nur denjenigen Patienten

vorbehalten, deren Allgemeinzustand sich sehr verschlechtert hat und/oder bei denen ein sehr hohes anästhesiologisch/chirurgisches Todesrisiko besteht, da die konservative Behandlung dieser Verletzungen die Patienten zu einer langen Bettruhe verurteilt, was zu lebensbedrohlichen Komplikationen führt.

### 1.1.7 OPERATIONSMÖGLICHKEITEN

Es gibt mehrere Behandlungsmöglichkeiten, die jedoch im Wesentlichen in zwei Gruppen unterteilt werden:

- Osteosynthese: kanülierte Schrauben, DHS (dynamische Hüftschraube oder gleitende Hüftschraube).

- Arthroplastik: Total- oder Hemiarthroplastik (ein- oder bipolar)

OSTEOSYNTHESE - sind kanülierte Schrauben bei nicht verschobenen Frakturen, in der Regel werden drei parallele Schrauben gesetzt, der Patient sollte in Entlastung oder Teilbelastung bleiben, bis Anzeichen einer radiologischen Konsolidierung auftreten. Andererseits ist die gleitende Hüftschraube eine Option bei basisnervösen Frakturen, obwohl wir manchmal eine Anti-Rotationsschraube hinzufügen müssen, um die Rotation des Hüftkopfes zu verhindern und um die Rotation des Hüftkopfes zu verhindern.

beeinträchtigt die Vaskularisierung stärker. Der Ansatz und die Operation sind aggressiver als die vorherige Option (Gajardo C., A. Pacheco, R. Valdes, 2004). ARTROPLASTIE - Die überwiegende Mehrheit der subkapitalen Frakturen wird mit dieser Technik behandelt, vor allem bei älteren Patienten, bei denen eine rasche Wiederherstellung der früheren Funktionen von Interesse ist und die Entlastung der Gliedmaße oft unmöglich ist. Wir können eine Totalprothese oder eine Hemiarthroplastik einsetzen. Die Wahl der einen oder anderen Technik hängt vom vorherigen Funktionsniveau des Patienten und seiner Lebenserwartung ab (Gajardo C., A. Pacheco, R. Valdes, 2004).

## 2.3 REHABILITATION UND MULTIDISZIPLINÄRER ANSATZ: ALLGEMEINE KONZEPTE

Das übergeordnete Ziel der Behandlung besteht darin, dass der Patient so schnell wie möglich sediert werden kann, weshalb eine frühzeitige Operation wichtig ist, und dass er auch früh mit der Bipedestation beginnen kann, wofür die Wahl der Operationstechnik und die frühzeitige Unterstützung durch die Rehabilitationsgruppe entscheidend sind.

Familienmitglieder und Betreuer sollten über diese Punkte unterrichtet werden, da sie entscheidend zu einem besseren Ergebnis beitragen können. Wenn der Patient entlassen wird, ist es wichtig, die Bedeutung der Verwendung von Analgetika zu betonen, um eine schnellere Entwicklung der Rehabilitation zu erreichen.

Die Umschulung der Markierung wird im Allgemeinen mit einer Gehhilfe begonnen, dann geht man zu zwei englischen Stöcken über, dann zu einem Stock, und schließlich werden die Hilfsmittel 2-3 Monate nach der Operation endgültig entfernt, zumindest zu Hause (Johnell O, JA. Kanis, 2004).

## 2.4 FUNKTIONS- UND VITALPROGNOSE

Bei der Definition des Begriffs "funktionelle Wiederherstellung" ist Strenge geboten, da eine Hüftfraktur alle Funktionsbereiche älterer Menschen

23

beeinträchtigen kann. Unser Ziel sollte es sein, dass der Patient wieder die Fähigkeit erlangt, zu gehen und die Aktivitäten des täglichen Lebens auszuführen, die er vor der Fraktur hatte. Um die Erreichung der vorgeschlagenen Ziele bei jedem Patienten zu bewerten, ist es daher unerlässlich, in jedem der Bereiche, die die Gesamtfunktion bestimmen, zu wissen, wie sie vor der Fraktur war, wobei validierte Skalen verwendet werden, um deren

Entwicklung. Nur so können wir mit Gewissheit beurteilen, was die Verletzung in seinem Leben bedeutet hat (Johnell O, JA. Kanis, 2004).

## 2.5 ALTERSSYNDROM

Die Depression ist ein trauriger Gemütszustand, eine Stimmungsstörung, bei der die Traurigkeit pathologisch, unverhältnismäßig und tief ist und das ganze Wesen aufgibt. Der depressive Patient verliert das Interesse und sogar die Illusion, zu leben, und fühlt sich unfähig, seinen früheren Tätigkeiten nachzugehen und sich für irgendetwas zu begeistern. In Verbindung mit der Traurigkeit können andere somatische Symptome auftreten, wie Appetitstörungen, Schlafstörungen oder Veränderungen des Denkens, die das Bild weiter verschlimmern können.

Älteren Menschen fällt es schwerer, affektive Symptome vor anderen zu erkennen und zu sagen, dass sie traurig sind. Es ist ungewöhnlich, dass sie aus diesem Grund einen Arzt aufsuchen, häufiger sind es somatische Symptome, sogar Hypochonder. Darüber hinaus können Depressionen die kognitiven

Funktionen beeinträchtigen, insbesondere die Konzentrationsfähigkeit und das Gedächtnis, was ihre Beurteilung erschwert. Kognitive Beeinträchtigungen treten oft schon vor einer Depression auf, was die Diagnose und den Verlauf der Depression erschwert. Das Vorhandensein anderer Krankheiten, insbesondere vaskulärer Art, und die Einnahme von Medikamenten sind weitere Faktoren, die zum depressiven Syndrom bei älteren Menschen beitragen und besondere Merkmale aufweisen, die es zu berücksichtigen gilt. Die eigenen Risikofaktoren des Patienten, an einer Depression zu erkranken, sind: das Geschlecht; sie tritt häufiger bei Frauen auf, das Alter, die Alterung des Gehirns verursacht eine Unterfunktion der drei Neurotransmittersysteme, die an der Entstehung von Depressionen beteiligt sind: das serotoninerge, das noradrenerge und das dopaminerge System (Donnell S, Cranney A, 2006).

## 2.6 . LEBENSQUALITÄT

Die Krankheiten beeinträchtigen mit mehr oder weniger Intensität körperliche, psychologische, emotionale, familiäre und/oder berufliche Aspekte des Lebens des Patienten. Mit der Behandlung versuchen wir, die Normalität wiederherzustellen, was manchmal vollständig und manchmal nur teilweise gelingt. Die Bewertung, die ein Patient von ein und derselben Krankheit und den therapeutischen Maßnahmen vornimmt, ist von Mensch zu Mensch sehr unterschiedlich. Diese Einschätzungen sind schwer zu bewerten und vor allem zu quantifizieren. Aus diesem Grund wird die Möglichkeit in Betracht gezogen, den Gesundheitszustand mit Hilfe von Instrumenten (Fragebögen) zu messen, die einer vorherigen Validierung bedürfen (Laufer Y. , M. Lahav , R. Lenger E. Spresher , 2005).

Morphologische, analytische und funktionelle Parameter werden in der Regel herangezogen, um den Grad der Beeinträchtigung und ihre möglichen Veränderungen durch die Behandlung zu beurteilen, ergänzt durch den Eindruck des behandelnden Arztes. Dieser letzte Aspekt, der sich in der Anamnese widerspiegelt, ist für einen bestimmten Patienten, der von seinem Arzt behandelt wird, von unbestreitbarem Wert, aber es ist klar, dass diese persönliche Einschätzung nicht in kollektiven Studien über die Entwicklung einer Krankheit oder zur Messung und zum Vergleich von therapeutischen Ergebnissen in klinischen Studien berücksichtigt werden kann. Die Einschätzung des behandelnden Arztes erlaubt aufgrund ihrer Subjektivität und ihrer bemerkenswerten Schwierigkeit bei der quantitativen Bewertung nicht die Festlegung von Parametern, die verglichen werden können. Zunächst definiert die WHO Lebensqualität als "die angemessene und korrekte Wahrnehmung, die eine Person von sich selbst in dem kulturellen und wertebezogenen Kontext hat, in den sie eingebettet ist, in Bezug auf ihre Ziele, Normen, Hoffnungen und Sorgen. Ihre Wahrnehmung kann durch ihre physische und psychische Gesundheit, ihren Grad an Unabhängigkeit und ihre sozialen Beziehungen beeinflusst werden".

## 2.7 LEBENSQUALITÄT BEI ÄLTEREN MENSCHEN MIT HÜFTFRAKTUREN

Aus mehreren Gründen wurden bisher nur wenige Studien zu diesem Thema veröffentlicht. Erstens, weil wir bis vor kurzem nur wenige Daten über den Gesundheitszustand der Allgemeinbevölkerung über 70 Jahre hatten, mit denen wir eine bestimmte Patientengruppe vergleichen konnten, und zweitens, weil eine Fraktur ein akuter Prozess ist, haben viele Kliniker die Gültigkeit der Ergebnisse dieser Tests angezweifelt, die zum Zeitpunkt der Fraktur durchgeführt und als Referenz für den "Gesundheitszustand vor der Fraktur" herangezogen wurden. Heute wird die Gültigkeit dieser zum Zeitpunkt der Fraktur durchgeführten Tests akzeptiert, solange der Patient geistig in der Lage ist, sie zu beantworten, da es keine andere Möglichkeit gibt, die durch einen akuten Prozess verursachten Veränderungen der Lebensqualität zu bewerten.

## 2.8 MÖGLICHE KOMPLIKATIONEN BEI FRAKTUREN

### 2.8.1SIN1)R()ME DER FETTEMBOLIE (SEC)

Vorhandensein von Fettkügelchen in Geweben und Organen nach traumatischen Skelettverletzungen.

Die häufigsten Frakturen, die zu einer SEG führen, sind Frakturen der langen Knochen, der Rippen, des Schienbeins und des Beckens sowie Frakturen aufgrund von Quetschungen oder Komplikationen nach der Implantation einer Gelenkprothese.

Physiopathologie - Zum Zeitpunkt des Bruchs können unzählige Fettkügelchen ins Blut übergehen, weil:

- Der Druck im Knochenmark ist höher als in den Kapillaren, weil die Stressreaktion die Konzentration von Katecholaminen erhöht (die die Mobilisierung von Fettsäuren bewirken und das Auftreten von Fettkügelchen im Blutkreislauf fördern). Diese verbinden sich mit den Blutplättchen und bilden Embolien, die dann die kleinen Blutgefäße verstopfen, die Gehirn, Lunge, Nieren und andere Organe versorgen. Sie sind eine der Haupttodesursachen.

Klinische Manifestationen: Schnelles Auftreten der Symptome (in der Regel innerhalb der ersten 24 bis 72 Stunden), kann aber auch innerhalb weniger Stunden bis zu einer Woche nach der Verletzung auftreten: Gehirnveränderungen: Abnormales Verhalten, das von leichter Unruhe und Verwirrung bis hin zu Delirium und Koma reicht (Ware JE, CD Sherbourne, 1992).

## 2.8.2 ATEMBESCHWERDEN

Dazu gehören Tachypnoe, Dyspnoe, Knistern, Keuchen, präkordiale Brustschmerzen, dicker weißlicher Auswurf und Tachykardie.

- Der Verschluss einer großen Anzahl mikroskopisch kleiner Gefäße erhöht den Lungendruck. Ödeme und Blutungen in den Alveolen schränken den Sauerstofftransport ein und verursachen Hypoxie ($PO_2$ im arteriellen Blut < 60 mmHg).

- Blässe der Haut (bei Blutembolie).

- Petechien in der Wangenschleimhaut, den Bindehäuten, dem Brustkorb, dem harten Gaumen usw.

- Temperatur über 39,5° C.

- Freie Lipide im Urin (wenn die Embolie die Nieren erreicht)

Behandlung

Unterstützung der Atmung: (frühzeitige Einleitung ist unerlässlich).

- Verabreichen Sie O2 in hohen Konzentrationen.

- Kortikosteroide zur Behandlung von Lungenentzündungen und zur Kontrolle von Lungenödemen.

- Volumenkontrollierte Beatmung mit positivem endexspiratorischem Druck zur Vorbeugung oder Behandlung eines Lungenödems (CEPAP).

- Korrektur der Azidose. Verabreichung von intravenöser Bikarbonat-Zinn.

- Homöostatische Störungen korrigieren: Führen Sie genaue Aufzeichnungen über Verbrauch und Verbrauch, um eine angemessene Flüssigkeitsersatztherapie zu ermöglichen.

- Morphin - Zur Linderung von Angst und Schmerzen bei beatmeten Patienten. Prävention Die sofortige Ruhigstellung von Frakturen, die minimale Manipulation von Frakturen und die angemessene Unterstützung der gebrochenen Knochen bei Körperdrehungen und Positionsänderungen sind Maßnahmen, die das Auftreten von Fettembolien in der Regel verringern. Daher ist die Überwachung von Hochrisikopatienten so wichtig (Alarcon T, Gonzalez-Montalvo Ji, 2004).

## 2.8.3SIM)RAUM ROM (SC)

Sie bewirkt, dass die Kapillardurchblutung auf niedrigere Werte für die Lebensfähigkeit des Gewebes reduziert wird. Der Patient verspürt tiefe, pochende Schmerzen, die auch mit Opioiden nicht abklingen. Er tritt am häufigsten auf bei: Oberarm und Unterschenkel, Frakturen des distalen Humerus und der proximalen Tibia.

Pathophysiologie - Es gibt zwei grundlegende Ursachen für eine verminderte Gewebedurchblutung:

- Verkleinerung des Muskelkompartiments (aufgrund der Verwendung von Schienen, Verbänden oder einschnürenden Gipsverbänden, übermäßiger Traktion usw.).

- Vermehrter Inhalt des aponeurotischen Kompartiments aufgrund von Ödemen oder Blutungen (im Zusammenhang mit Frakturen, Quetschungen).

Ödeme sind eine Reaktion des Weichteilgewebes auf den Bereich des Traumas und können den Kompartmentdruck erhöhen. Dies kann so viel Druck erzeugen, dass die Durchblutung behindert wird und es zu einem Venenverschluss kommt (was das Ödem verstärkt). Der Druck kann so stark ansteigen, dass die Mikrozirkulation abnimmt, was zu Anoxie und Muskel- und Nervennekrosen führt. Die Kompartimente der Unterarm- und Beinmuskeln sind

die am meisten betroffen sind. Eine Ischämie kann 4-12 Stunden nach Beginn auftreten, und die Funktion dieser Muskeln kann verloren gehen, wenn die anoxische Situation länger als 6 Stunden anhält.

Klinische Manifestationen - Führen Sie bei Patienten mit Frakturen regelmäßige neuromuskuläre Untersuchungen durch.

Die 6 P's sind c;ir;iclerislic;is von unmittelbarer SC:

1. Parästhesien (Taubheitsgefühl und Kribbeln).

2. Schmerzen, die distal zur Läsion liegen und durch narkotische Analgetika nicht gelindert werden.

3. Hoher Fachdruck.

4. Blässe, Kälte und Verlust der normalen Farbe der Extremitäten. Zyanotisches Nagelbett deutet auf venöse Stauung hin.

5. Lähmung oder Funktionsverlust (deutet auf eine Nervenschädigung hin).

6. Fehlende oder verminderte/abwesende periphere Pulse. Beurteilen Sie die Urinausscheidung, da Myoglobin, das von verletzten Muskelzellen freigesetzt wird, aufgrund seines hohen Molekulargewichts in den Nierentubuli gefangen werden kann. Große Mengen an Myoglobinämie können eine akute tubuläre Nekrose verursachen, die ein akutes Nierenversagen (RF) auslöst.

Anzeichen einer Myoglobinämie sind: Dunkler, rot-bräunlicher Urin Klinische Erscheinungen im Zusammenhang mit akuter IR: Oligurie, Anurie.

Behandlung: Eindämmung der Schwellung durch Lösen oder Lockern von einschränkenden Vorrichtungen (Bandagen oder Gipsverbände).

Wenn die konservativen Maßnahmen nicht innerhalb von 1 Stunde die Durchblutung des Herzens wiederherstellen und die Schmerzen lindern, kann eine chirurgische Dekompression (Laszioloinie) des betroffenen

Kompartiments erforderlich sein (der Bereich wird für mehrere Tage offen gelassen, um eine angemessene Ausdehnung des Muskelgewebes zu ermöglichen). Bei schwerer CS kann eine Amputation der Gliedmaße erforderlich sein, um die Myoglobinämie zu reduzieren oder eine funktionsunfähige Gliedmaße durch eine Prothese zu ersetzen. Vorbeugung Heben Sie die Gliedmaße nicht über die Herzgegend. Dies kann den venösen Druck erhöhen und die arterielle Durchblutung beeinträchtigen. Wenden Sie keine Eis- oder Kältekompressen an. Sie können eine Gefäßverengung verursachen und das Syndrom verschlimmern (Alarcon T, Gonzalez-Montalvo Ji, 2004).

## 2.8.4TIEFE VENENTHROMBOSE

Die Venen der unteren Extremitäten und des Beckens sind sehr anfällig für die Bildung von Thromben nach einer Fraktur, insbesondere nach einer Hüftfraktur.

Ätiologie^a.

Prädisponierende Faktoren sind:

- Venöse Stase (verminderter venöser Fluss) - Verursacht durch falsch angelegte Gipsverbände oder Traktionen. Sie wird durch die Inaktivität der Muskeln verschlimmert, die normalerweise den Rückfluss des venösen Blutes in die Extremitäten fördern.

- Lokaler Druck auf eine Vene.

- Unbeweglichkeit.

- Für Bettruhe.

Klinische Manifestationen

- Sie betrifft vor allem die Venen im Unter- und Oberschenkel. Das Gerinnsel kann den Blutfluss blockieren. Wenn sich das Gerinnsel löst und durch den Blutkreislauf wandert, kann es im Gehirn, in der Lunge, im Herzen oder in anderen Bereichen stecken bleiben, was zu schweren Schäden durch eine Embolie führen kann.

- Veränderungen der Hautfarbe an einer Extremität (Rötung).

- Erhöhte Hitze in einer Extremität.

- Gliederschmerzen, nur in einem Glied.

- Empfindlichkeit in nur einer Extremität.

- Ödeme an nur einer Extremität.

Behandlung: Aufgrund des hohen Risikos einer Venenthrombose bei Patienten mit eingeschränkter Mobilität können prophylaktisch gerinnungshemmende Medikamente (Aspirin, Warfarin oder Heparin) verordnet werden.

Vorbeugung: Tragen Sie elastische Strümpfe mit Kompressionsgradienten (Anti-Embolie-Strümpfe). Verwenden Sie sequentielle Kompressionsgeräte. Weisen Sie die Person an, die Zehen oder Füße der betroffenen Extremität zu mobilisieren (Plantarflexion und/oder Dorsalflexion) und Übungen mit den nicht betroffenen Gliedmaßen durchzuführen. - (Alarcon T, Gonzalez-Montalvo Ji, 2004)

### 2.9 INFEKTIONEN

Alle offenen Frakturen gelten als kontaminiert. Die interne Fixierung von Frakturen birgt ein Infektionsrisiko, da es sich um devitalisiertes und kontaminiertes Gewebe handelt; ein ideales Umfeld für viele gängige Krankheitserreger (einschließlich anaerober Bazillen) (Tidemark J, Ponzer S, Svensson O.2003).

## 2.9.11 *INFEKTION AUFGRUND EINER OSTEOMYELITIS*

*Ätiologie*: Die Ursache ist in der Regel auf ein unzureichendes anfängliches Débridement und übermäßige chirurgische Manipulationen zurückzuführen. Das Infektionsrisiko hängt weitgehend von der damit verbundenen Weichteilschädigung ab. Das Risiko schwankt zwischen 0-2 % bei geschlossenen Frakturen und 10-25 % bei offenen Frakturen. Liegt eine Gefäßbeteiligung vor, steigt der Prozentsatz der Infektionen auf 50 %.

*Klinische Manifestationen*

- Empfindlichkeit

- Schmerz

- Rötung

- Nahwärme

- Ödeme

- Eitrige Drainage

- Febncula

- Allgemeines Unwohlsein

*Antibiotikatherapie* - Es wird empfohlen, Antibiotika, die gegen grampositive und gramnegative Bakterien wirksam sind, für 48 bis 72 Stunden zu verabreichen, bis die Ergebnisse der Kulturen vorliegen. Wenn diese negativ sind, wird die Verabreichung dieser Medikamente ausgesetzt. Sind sie positiv, werden sie je nach Empfindlichkeit des kultivierten Keims weiter verabreicht.

*Prävention* Während der Operation kann die offene Wunde mit einer antibiotischen Lösung gespült werden. Offene Frakturen erfordern ein aggressives chirurgisches Débridement (die Entfernung von devitalisiertem Gewebe sollte Haut, subkutanes Zellgewebe, Muskelfaszien, Muskeln und kleine Knochenfragmente sowie sämtliches in der Wunde befindliche Fremdmaterial umfassen).

Postoperativ werden für 3 bis 7 Tage intravenös Antibiotika verabreicht. Das Pflegepersonal sollte jeden Patienten beurteilen und auf Anzeichen für dieses Problem achten (Tidemark J, Ponzer S, Svensson O. 2003).

## 2.9.21 *INFEKTION DURCH GASBRAND*

*Etioiogie* - Infektion, die durch anaerobe Bakterien Clostridium welchii verursacht wird und in tiefen Wunden wächst, in denen die Sauerstoffversorgung aufgrund von Muskeltraumata eingeschränkt ist.

Ein höheres Risiko besteht bei: Komplizierte Frakturen, offene Frakturen, Wunden, die mit einer mechanischen Säge hergestellt wurden, Metzger oder Fleischverpacker. Es kommt zu einer Kontamination und einer schnell fortschreitenden und fulminanten toxischen Infektion, die sich auf angrenzende Gewebe ausbreiten und systemisch werden kann.

*Klinische Manifestationen*

- Escalofnos

- Fieber

- Starke Schmerzen

- Ödeme

- Veränderungen in der Wunde: Gasblasen

- Hypotonie und Tachykardie

- Erhöhte Atemfrequenz

- Störung des kognitiven Prozesses oder des Denkens

- Charakteristischer Geruch: Fruchtig und süß

*Behandlung*

- Debridement und sofortige Spülung der Wunde.

- Verabreichung einer Antibiotikatherapie.

- Behandlung in der Überdruckkammer:

- Setzen Sie den Patienten einer 100%igen O2-Aufnahme aus, 1-2 Stunden.

- Erhöhte O2-Sättigung in den Geweben

- Zerstörung von anaeroben Bakterien.

- Amputation der betroffenen Gliedmaßen (Tidemark J, Ponzer S, Svensson O.2003).

## 2.10 VORBEUGUNG VON NEUEN FRAKTUREN

Die Identifizierung und Behandlung veränderbarer Risikofaktoren, einschließlich der Osteoporose, sind von entscheidender Bedeutung für die

Verhütung von Hüftfrakturen.Osteoporose ist wahrscheinlich die wichtigste Krankheit, die mit Hüftfrakturen in Verbindung gebracht wird. Die Prävention ist daher von entscheidender Bedeutung, um das Osteoporoserisiko zu verringern, insbesondere bei Frauen nach den Wechseljahren. Der Allgemeinmediziner sollte einen hohen Verdachtsindex aufrechterhalten, um Osteoporose bei postmenopausalen Frauen mit Risikofaktoren zu erkennen und die Krankheit gegebenenfalls zu behandeln. (Zuniga C., 2005)

# KAPITEL III
## METHODISCHER RAHMEN
### 3.1 ART DER STUDIE

Es handelt sich um eine prospektive Längsschnitt-Beobachtungsstudie an 120 Patientinnen über 65 Jahren mit Hüftfraktur, die nacheinander am Tag ihrer Aufnahme in die Notaufnahme des Hospital Clmica San Francisco aufgenommen wurden.

**3.2** Die Formel für den Stichprobenumfang wird angewandt, um festzustellen, auf welchen Teil der Grundgesamtheit die Datenerhebungstechnik angewandt werden soll.

Die Forschung wird sich auf 4 Kriterien stützen:

1. Häufigste Frakturart bei weiblichen Patienten über 65 Jahren, die in das Hospital Clmica San Francisco eingeliefert wurden 20102012.

2. Ursachen für diese Art von Frakturen bei weiblichen Patienten über 65 Jahren, die in das Hospital Clmica San Francisco eingeliefert wurden, 2010-2012.

3. Häufigste Komplikationen bei Patienten, die sich im Hospital Clmica San Francisco 2010-2012 einer Frakturoperation unterzogen haben.

4. Die Entwicklung der Patienten, die im Hospital Clmica San Francisco wegen Frakturen operiert wurden, 2010-2012.

### 4.1.1 FORMEL ZUR BESTIMMUNG DER STICHPROBE.

n = Stichprobenumfang

N = Wert der Grundgesamtheit Formel zur Berechnung der Stichprobe

Z = Kritischer Wert, der einem Vertrauenskoeffizienten entspricht, für den die Untersuchung gewünscht wird.

P = Proportionaler Anteil des Auftretens eines Ereignisses.

q = proportionaler Anteil des Nichteintretens eines Ereignisses

E = Master-Fehler.

**4.1.2 FORMEL ERRECHNET**

Studenten

N= 700 Studenten

Z= für ein Konfidenzniveau von 95% =1,96

p= 50%=0.50

q= (1-p)= (1-0,50)=0,50

E= 5% = 0.05%

$$N: 1,96^2 \, x120 \, x \, 0,05 \, x \, 0,95$$

$$119 \, x \, 0,05^2 + 1,96^2 \, x0,05 \, x \, 0,95$$

**n= 45.62**

**3.3 ERHOBENE VARIABLEN**

- Art der Fraktur:

- -Extrakapsulär proximal des Trochanter minor (pertrochantär oder basiservikal).

- -Extrakapsulär distal des Trochanter minor (subtrochantär)

- -Intrakapsulär (subkapitale)

- Chirurgische Behandlung angewandt.

· Kurze Osteosynthese (kurzer endomedullärer Nagel, extramedulläre Smthese oder kanülierte zervikotrochantäre Schrauben) bei extrakapsulären Frakturen proximal des Trochanter minor und bei Grundnervenfrakturen. Kanülierte Schrauben wurden bei minimal verschobenen intrakapsulären Frakturen bei Patienten unter 80 Jahren verwendet.

· Lange Osteosynthese (langer endomedullärer Nagel) Bei

extrakapsulären Frakturen distal des Trochanter minor.

• Arthroplastik (vollständig oder teilweise) bei verschobenen intrakapsulären Frakturen und bei nicht verschobenen Frakturen, wenn der Patient älter als 80 Jahre ist.

> Zeitpunkt der Krankenhausaufnahme in Tagen.

### 3.4 STATISTISCHE ANALYSE

Die aus den Krankenakten gesammelten Daten werden tabellarisch dargestellt, wobei die Häufigkeit der einzelnen Daten und der jeweilige Prozentsatz der Inzidenz angegeben werden. Anschließend wird für jede Tabelle ein Tortendiagramm erstellt, um die numerischen Daten grafisch darzustellen.

Abschließend wird eine deskriptive Analyse der Ergebnisse der in der Tabelle ermittelten numerischen Daten durchgeführt.

### ANALYSEKRITERIEN 1.- BRUCHARTEN

| | FRACTURE-TYPEN | | |
|---|---|---|---|
| | OBERSCHENKELKOPFFRAKTUR | OBERSCHENKELHALSFRAKTUR | INTERTROCANTERICAS |
| PROZENTSATZ | 40 | 27 | 33 |
| FREQUENZ | 18 | 12 | 15 |

## Frakturtypen

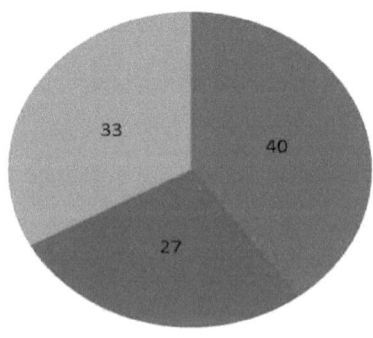

■ OBERSCHENKELKOPFFRAKTUR

40

■ OBERSCHENKELHALSFRAKTUR

■ INTERTROCANTERICAS

## ANALYSE

Aus dem vorstehenden Diagramm geht hervor, dass 40 % der Patienten eine Hüftkopffraktur, 33 % der Patienten eine Schenkelhalsfraktur und 27 % der Patienten eine intertrochantäre Fraktur hatten.

## KRITERIUM 2: ALTERSSPANNE

| | Altersspanne | | | |
|---|---|---|---|---|
| | 65 bis 70 Jahre | 71 bis 75 Jahre | 76 bis 80 Jahre | >80 Jahre |
| Prozentsatz | 9 | 22 | 45 | 24 |
| Frequenz | 4 | 10 | 20 | 11 |

## ALTERSBEREICH

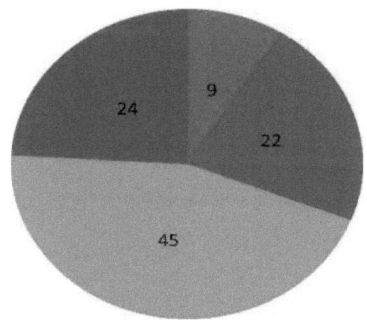

65 BIS 70 JAHRE ALT

71 BIS 75 JAHRE ALT

## ANALYSE

Aus dem obigen Schaubild geht hervor, dass 45 % der Frauen im Alter von 76-80 Jahren mit der Diagnose einer Hüftfraktur eingeliefert werden, ebenso wie 9 % der Patienten im Alter von 65-70 Jahren.

## KRITERIUM 3: RISIKOFAKTOREN

| RISIKOFAKTOREN | | | |
|---|---|---|---|
| | FALLS | NEOPLASIAS | OSTEOPOROSIS |
| PROZENTSATZ | 56 | 20 | 24 |
| FREQUENZ | 25 | 9 | 11 |

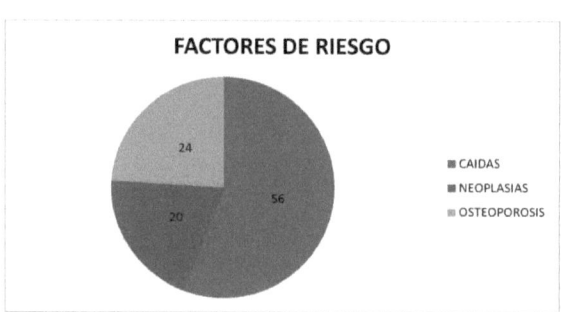

**FACTORES DE RIESGO**

■ CAIDAS
■ NEOPLASIAS
▨ OSTEOPOROSIS

## ANALYSE

Aus dem obigen Diagramm geht hervor, dass 56 % der Risikofaktoren auf Stürze zurückzuführen sind, gefolgt von den geringsten Unterschieden bei Osteoporose und Neoplasmen.

## KRITERIUM 4: KOMPLIKATIONEN

**Komplikationen**

| | Tiefe Venenthrombose | Lungenentzündungen | Unkompliziert |
|---|---|---|---|
| Prozentsatz | 16 | 27 | 57 |
| Frequenz | 7 | 12 | 26 |

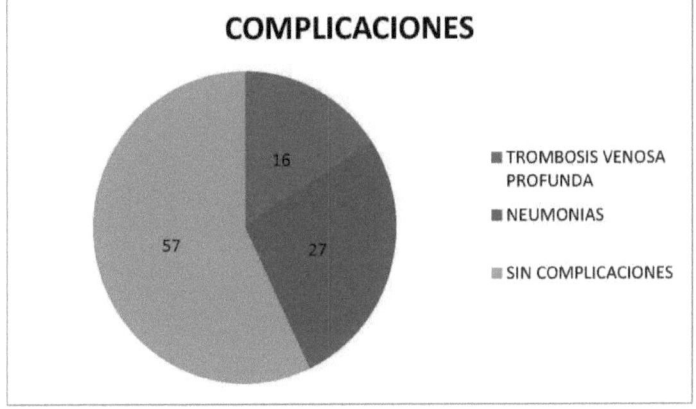

**COMPLICACIONES**

16

57

27

- TROMBOSIS VENOSA PROFUNDA
- NEUMONIAS
- SIN COMPLICACIONES

**ANALISIS**

Aus dem obigen Schaubild geht hervor, dass 57 % nach einer rigorosen Genesung ohne Komplikationen sind, gefolgt von 27 % Lungenentzündungen und schließlich 16 % tiefen Venenthrombosen.

## KRITERIUM 5: GRAD DER VERWERTUNG

ERHOLUNGSGRADE

| | HERVORRAGEND | BUENOS | MODERAT | POOR | FAILURE |
|---|---|---|---|---|---|
| PROZENTSATZ | 24 | 36 | 22 | 11 | 7 |
| FREQUENZEN | 11 | 16 | 10 | 5 | 3 |

43

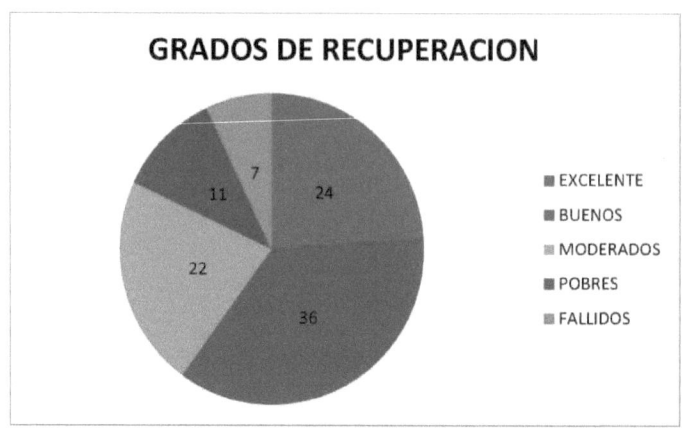

**ANALISIS**

Aus dem obigen Schaubild geht hervor, dass sich 24 % nach der jeweiligen Behandlung ausgezeichnet erholt haben, 36 % haben sich gut erholt und 7 % sind gescheitert.

# KAPITEL IV

## VORSCHLAG

Unter meinen Vorschlägen konzentriert sich vor allem informative, palliative Gespräch für das medizinische Personal, Krankenschwestern und Pfleger in der Aufmerksamkeit und Pflege von Patienten mit Hüftfraktur bei der Ankunft in der Notaufnahme als chiro und post-chirurgischen. Basierend auf dem Zeitpunkt der Aufnahme des Patienten geben angemessene und geeignete Analgesie, um den zusätzlichen Nerv zur Schmerzlinderung zu blockieren, Infusion von intravenösen Flüssigkeiten, Kontrolle der Flüssigkeitsbilanz ein wichtiger Punkt die Bewertung der damit verbundenen Verletzungen und medizinischen Bedingungen, schnelle Übertragung der gleichen und die Bewertung und Pflege von Druckzonen. Bei den Zinzigiden innerhalb von 48 Stunden nach der Aufnahme perioperative Antibiotikaprophylaxe und perioperative zusätzliche Sauerstofftherapie. Postoperative Ernährungshilfe in der unmittelbaren postoperativen Phase, Ernährungsunterstützung und Thromboembolieprophylaxe, frühe Rehabilitation und Verbesserung der Lebensqualität des Patienten. In der cmigia innerhalb von 48 Stunden nach der Aufnahme perioperative Antibiotikaprophylaxe und perioperative zusätzliche Sauerstofftherapie.

Ich würde auch die Familienangehörigen dieser Patienten einbeziehen, damit sie die Rehabilitation als einen wesentlichen Punkt für die Verbesserung der Lebensqualität des Patienten und ihrer eigenen sehen. Wie wir wissen, sollten wir nicht vergessen, die Familie über den gewählten Therapieplan zu informieren, zusammen mit den Empfehlungen für die Zeit nach der Entlassung. Dies hilft ihnen, z. B. die Verlegung des Bettes nach unten zu organisieren. Viele Patienten mit Hüftfrakturen haben Angst vor dem Tod oder einer Behinderung, und es ist wichtig, dass sie die notwendigen Erklärungen erhalten, um ihre Stimmung wieder zu verbessern. Allerdings, so die Autoren, kann ein zu großer Optimismus in Bezug auf das Ergebnis der Operation zu Unzufriedenheit führen und die Rehabilitation verlangsamen.

# KAPITEL V

## SCHLUSSFOLGERUNGEN

Hüftfrakturen sind die häufigste behinderungsbedingte Verletzung und die häufigste Ursache für Unfalltod bei älteren Menschen. Die Häufigkeit und die gesundheitlichen und wirtschaftlichen Folgen von Hüftfrakturen nehmen parallel zur Alterung der Bevölkerung zu. Die Prävention und Behandlung von Hüftfrakturen umfasst ein breites Spektrum von Disziplinen. Die meisten Menschen müssen operiert werden, gefolgt von einer Phase der Rehabilitation. Die Komplexität der Heilung von Hüftfrakturen macht sie zu einer echten Bewährungsprobe und zu einem nützlichen Indikator für die Integration und Wirksamkeit der modernen medizinischen Versorgung. Im Rahmen dieser Studie haben wir die häufigste Art von Hüftfraktur zum Zeitpunkt der Aufnahme als die Femurkopffraktur, gefolgt von der Altersspanne, wurde festgestellt, dass das Alter zwischen 76 bis 80 Jahren ist in diesen Jahren erhöht, sowie die Feststellung, dass Stürze ist die häufigste Ursache, Unter den Komplikationen haben wir Pneumom und tiefe Venenthrombose, aber es sollte betont werden, dass der höchste Prozentsatz erreichen eine gute klinische Mehrheit und geringere Morbidität hat auch dank der Spezialisten im Bereich der Traumatologie aufgetreten.

Ich teile auch die Standpunkte in meiner Studie, wie zum Beispiel: ❖ Es ist offensichtlich, dass die Klinik Frakturfälle im Allgemeinen nach dem auf internationaler Ebene festgelegten Protokoll behandelt.

❖ Es wird beobachtet, dass die Mehrzahl der Fälle bei Patienten im Alter von 76 Jahren und älter auftritt.

❖ Die Zahl der Patienten, die von den wenigen überwiesen werden, ist die Mehrheit und verursacht einige Unannehmlichkeiten in Bezug auf Platz und medizinische Betreuung.

❖ Es ist wichtig, dass ältere Menschen von öffentlichen Stellen über die Aspekte der Prävention von Risikofaktoren, die Hüftfrakturen verursachen, informiert werden.

# KAPITEL VI

## EMPFEHLUNGEN

o Die Klinik ist auf dem neuesten Stand der Frakturprotokolle für eine effiziente Patientenversorgung.

o Die Politik sollte darin bestehen, informative Vorträge über effiziente häusliche Pflege für Menschen über 75 Jahre zu halten.

o Die Klinik sollte das medizinische Team aufstocken und einen speziellen Bereich für Polytrauma einrichten.

o Der Staat sollte eine landesweite Verbreitungskampagne zur Frakturprävention und zum Umgang mit Risikofaktoren durchführen.

über die Prävention und den Umgang mit Risikofaktoren für Frakturen.

# Literaturverzeichnis

1 Tidemark J, Ponzer S, Svensson O. Interne Fixierung im Vergleich zum totalen Hüftgelenkersatz bei verschobenen Schenkelhalsfrakturen bei älteren Menschen: Eine randomisierte kontrollierte Studie. J Bone Joint Surg Br 2003.

2 Rodriguez J. SECOT Osteoporose Studiengruppe. Epidemiologie und sozioökonomische Faktoren. Madrid: Marketing Medical Comunication; 2002.

3 Alarcon T, Gonzalez-Montalvo JI. Osteoporotische Hüftfrakturen, Prädiktoren für die kurz- und langfristige funktionelle Erholung. An Med Interna. 2004.

4 Zuniga C., 2005. Lebensqualität und Palliativmedizin. Medwave

5 Mones J , 2004. Ist es möglich, die Lebensqualität zu messen? Welche Bedeutung hat sie? Cirugia Espanola.

6 Canale S., T. Campbell. 2004. Orthopädische Chirurgie. 10th ed. 4 vol.

7 Collazo H., N. Boada. 2000. Morbimortalität aufgrund von Hüftfrakturen. Revista cubana de ortopedia y traumatologi'a .2000.

8 Alonso J, Prieto L, Anto JM. Die spanische Version des SF-36 Health Survey (Cuestionario de Salud SF-36): ein Instrument zur Messung klinischer Ergebnisse. Med Clin 1995.

9 Garcia M., M. Montero, P. Carpintero, 2004. Die Bedeutung von Unterernährung und anderen medizinischen Faktoren für die Entwicklung von Patienten mit Hüftfrakturen. Annals of Internal Medicine.

10 . D'Art P, Katona P, Mullan E. Screening, Erkennung und Behandlung von Depressionen bei älteren Patienten, die die Primärversorgung in Anspruch nehmen: Die Akzeptanz und Leistungsfähigkeit der 15-teiligen geriatrischen Depressionsskala (GDS 15) und die Entwicklung kürzerer Versionen. Fam Pract 1994.

11 Van Marwijk HW, Wallace P, Bock GH. Bewertung der Durchführbarkeit, der Zuverlässigkeit und des diagnostischen Werts von

verkürzten Versionen der Geriatric Depression Scale. Br J Gen Pract 1995.

12 Gajardo C. A. Pacheco , R. Valdes , 2004. Anwendung eines Protokolls zur kinesiologischen Nachbehandlung von Patienten mit Hüftfrakturen. Offizielle Zeitschrift des chilenischen Kollegiums der Kinesiologen.

13 S. Garcia, et al. Hip Fractures in the Elderly: Diagnose und Behandlung. JANO. 2-8. 2003, September. Vol LXIX, N' 1574.

14 Parker M, Johansen A. Hüftfraktur. BMJ 2006.

15 Tengve B, Kjellander J. Antibiotikaprophylaxe.

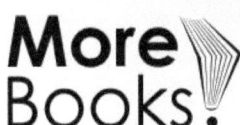
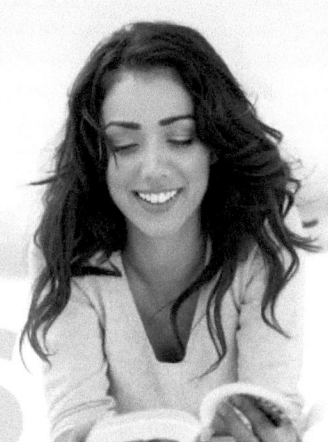

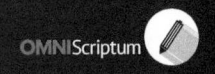

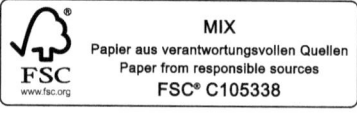

Printed by Books on Demand GmbH, Norderstedt / Germany